DES CAUSES
DE LA
MORTALITÉ
DES ENFANTS
DANS LES VILLES DE FABRIQUE
ET DES
MOYENS D'Y REMÉDIER.

PRÉSENTÉS

Au 32ᵉ Congrès scientifique de France, séant à Rouen,
le 31 juillet 1865.

PAR

M. le Dʳ A. CARON,

Médecin des Prisons de la Seine, Membre de la Société de Médecine pratique de
Paris, de la Société académique de l'Oise, de plusieurs Sociétés médicales
françaises et étrangères, etc., etc.

PARIS
CHEZ L'AUTEUR, 22, RUE DU BOULOI

1865.

DES

CAUSES DE LA MORTALITÉ

DES ENFANTS

Dans les Villes de Fabriques

ET DES

MOYENS D'Y REMÉDIER.

Il y a bien longtemps que la question de la mortalité de la première enfance préoccupe, à juste titre, la sollicitude des Economistes et de tous les amis de l'humanité.

Pour notre propre compte, nous avons peine à comprendre comment, après tous les physiologistes et les praticiens vraiment sérieux qui se sont occupés de cette matière, la solution du problème soit encore si peu avancée. Car, à notre avis, rien ne paraît plus facile à démontrer. Il suffit de, pour cela, d'apprécier un peu rigoureusement comment se dirige l'éducation physique de cette première enfance ; de considérer, avec un peu d'attention, quelles sont les données hygiéniques et physiologiques que possèdent les jeunes mères et les nourrices, pour accomplir la la tâche qu'elles ont à remplir.

Et, qu'à ce propos, on veuille bien nous permettre de rappeler aux médecins l'indifférence dans laquelle ils se plaisent à laisser ces jeunes femmes sur toutes les questions de physiologie et d'hygiène qui, seules, seraient capables de les encourager dans une meilleure voie.

Aussi, pour tâcher de faire mieux que nos prédécesseurs dans cette circonstance, tout en tenant en très-grande considération l'éloquente statistique fournie par MM. Bouchut, Berthillon et autres sur la mortalité des premières années de la vie, mortalité si diversement interprétée par chacun de ses observateurs, nous nous attacherons tout particulièrement à faire ressortir les termes dans lesquels la question a été posée pour ce Congrès : *Des causes de la mortalité des Enfants dans les villes de Fabrique et des moyens d'y remédier.*

Pour répondre aussi catégoriquement que possible aux conditions de ce programme, nous nous sommes empressés de nous procurer la statistique officielle des naissances et décès d'une ville manufacturière assez connue et voisine de celle-ci ; et il ressort, pour nous, qu'après avoir étudié avec tout le soin désirable, après avoir comparé la statistique de la ville de Beauvais à celle des autres, Rouen, Paris, Lyon, etc., nous nous sommes constamment trouvés dans cette moyenne proportionnelle fournie par nos collègues ; que près de la moitié des enfants meurent avant la fin de la première année, ce qui ressort en toute évidence de la statistique officielle que nous mettons sous vos yeux.

La proportion des décès calculés en cinq années pour la

ville de Beauvais, de 1860 à 1864, s'est élevée au chiffre de 631 sur 1710 naissances, dont 448 dans les douze premiers mois de la vie.

Mais ce qui doit particulièrement appeler l'attention des praticiens, c'est la cause ou plutôt le genre de maladies auxquelles succombent ces jeunes enfants.

C'est ici, encore, que se révèle toute l'éloquence de la statistique et ce que nous physiologistes, hygiénistes, nous devons prendre en très-sérieuse considération. En effet, sur ces 631 décès, 348 sont imputés à des affections gastro-intestinales, entérites, diarrhées, convulsions, débilités natives, etc.;

200 sont attribuées à des bronchites;

52 aux affections croupales;

29 aux variétés scrofuleuses rachitiques, et le reste à des affections mal caractérisées ou plutôt indéterminées.

Il y a même une très-faible part pour les accidents étrangers à l'hygiène.

Comment, en réalité, n'être pas frappé de ce fait capital, qui ressort de l'examen attentif et sérieux de toute statistique, dans les unes comme dans les autres, qu'elles appartiennent aux villes manufacturières ou non, qu'elles soient situées au nord ou au midi, à l'orient ou à l'occident et qu'en définitive l'observation porte sur les classes riches ou pauvres de la société; la cause est partout la même, et les résultats chez toutes identiquement uniformes.

Aussi, pour nous, la teneur de la question posée comme elle est, nous a paru un moyen d'exonérer les classes laborieuses, sinon du crime d'ignorance, au moins du péché d'imprévoyance : justification simplement aléatoire qui semblerait à vos yeux motivée par les obligations sociales des classes chez lesquelles vous voulez les étudier.

Mais, en définitive, la raison pathologique irrécusable, la plus active et la plus commune de cette mortalité pèse tout particulièrement sur les altérations du tube digestif. Et comment en pourrait-il être autrement ?

Peut-être arriverons nous aussi à vous prouver que la deuxième série d'altérations broncho-pneumoniques résulte de circonstances identiques, que les affections croupales tout aussi légitimement que la dernière catégorie, les diathèses constitutionnelles, scrofuleuses, rachitiques et tuberculeuses, dépendent essentiellement des procédés d'alimentation mis en usage par tout le monde et dans toutes les classes de la société ;

Que chez les gens riches les jeunes mères, dans le but de satisfaire aux exigences sociales auxquelles elles ne savent pas se soustraire pour remplir leur devoir de mère, autant que pour donner libre cours à leurs satisfactions d'éphémère coquetterie, s'empressent de livrer leurs enfants à des mains mercenaires ;

Qu'un grand nombre, avouons-le aussi, encouragées par cette fausse manière de voir, que tolèrent et propagent certains praticiens : qu'il faut, de bonne heure, habituer les enfants à manger de tout et en proportion de leur appétit, se jettent de suite dans la voie des aberrations physiologiques, pour entrer dans le chemin de la maladie et des altérations organiques les plus profondes, souvent aussi les plus incurables.

C'est donc, en définitive, aussi par un procédé tout semblable que les classes ouvrières se trouveront entraînées à compromettre le sort de leurs enfants, mais celles-ci toutefois en se retranchant derrière cette légitime obligation que semble leur imposer le besoin de travailler, soit.

Mais, au moins, finira-t-on par comprendre qu'en dehors de ces considérations en apparence plus ou moins légitimes, pour les unes comme pour les autres, les jeunes mères suivent la même route pour arriver aux mêmes conséquences. Aussi, dans notre manière d'apprécier les causes de cette mortalité, incontestable, et provoquée toujours par les mêmes raisons, nous essayerons de faire voir à qui revient toute la responsabilité d'un si déplorable état de choses.

Ce serait vraiment un peu trop préjuger de la raison intuitive de la femme que de lui croire toute infuse la science de la puériculture. Avant donc de la lui imposer arbitrairement, commençons par en faire ressortir toute l'importance et la nécessité aux yeux des médecins, des sages-femmes, qui seuls doivent s'en constituer les apologistes les plus fervents et les défenseurs les plus acharnés.

La Puériculture, cet ensemble de connaissances raisonnées sur toutes les questions d'hygiène, de physiologie, d'anatomie, de physique, de chimie, de météorologie, qui peut incontestablement, par son application méthodique et rationnelle, concourir avec efficacité, au libre et complet développement de notre organisme.

Cette science, née d'hier, a été édifiée avec tous les matériaux épars dans les traités d'hygiène de la première enfance et des nouveaux-nés ; dans les traités d'accouchement ; dans les leçons cliniques des sommitées médicales, sur les maladies des enfants : notions qui, toutes disséminées çà et là, n'ont jamais pu constituer un faisceau assez serré, une véritable science, où chaque jeune femme, chaque nourrice fût à même de puiser facilement les connaissances nécessaires à sa condition de mère-nourrice ou de nourrice mercenaire.

Notions qui ont toujours été négligées par les praticiens les plus sérieux, si bien que les sages-femmes, les modestes praticiens des villes et des campagnes les ignorent presque complètement. Comment alors pourait-on en exiger l'application en faveur des enfants qui leur sont confiées, ou des mères qui seraient tentées de les leur demander?

Pour n'en fournir ici qu'un aperçu bien sommaire, mais capable de justifier notre appréciation, nous demanderons à nos confrères si le nombre est bien considérable de ceux qui, au moment des fiançailles, chez un de leurs clients, sauront énergiquement prendre en main la cause des contractants ou de la famille, et résister aux considérations conventionnelles toutes physiques, pour ne plaider que les intérêts hygiéniques et physiogéniques de la nouvelle famille ?

Combien en trouvez-vous encore ultérieurement qui

daigneront répondre aux jeunes époux sur les questions anatomiques et physiologiques de la reproduction, dans le but de les soustraire aux trop nombreuses péripéties auxquelles vont les exposer le préjugé, l'empire du commérage et de toutes les habitudes populaires de chaque localité ?

Quels sont ceux qui se dévoueront à éclairer les jeunes femmes sur toutes ces questions essentielles d'hygiène relative à la fécondation, à la gestation et aux préliminaires de l'accouchement? Nous savons parfaitement que l'on professe partout l'opinion qu'il ne faut pas trop instruire les femmes sur toutes ces questions. mais alors comment leur prouver qu'elles doivent se rendre à nos conseils en ce qui concerne l'hygiène de leur position?

Si je passe rapidement sur toutes ces questions, plus importantes en vérité qu'on ne le croit communément dans la société, c'est pour arriver à d'autres plus radicales plus faciles à juger, à apprécier, parcequ'elles sont plus journalières et qu'elles se reproduisent dans chaque famille au moment de la naissance.

Je veux parler de l'embarras dans lequel on se trouve dans chaque occasion, pour déterminer le mode d'éducation à suivre en faveur du nouveau-né ; savoir s'il sera élevé par sa mère, par une nourrice étrangère, ou enfin par le biberon.

Combien de praticiens semblent ignorer que chaque système d'éducation exige des notions particulières, très-intéressantes et profondément essentielles aux mères ainsi qu'aux nourrices, notions qui, depuis trop longtemps, sont continuellement abandonnées aux appréciations aveugles ou hasardées de la famille, des commères et des matrônes inexpérimentées ?

Cet empirisme ridicule compromet plus qu'il ne sert la santé future de ces petits êtres, expose les parents à toutes les fâcheuses éventualités de l'ignorance

Nous permettra-t-on au moins de poser ici la question de savoir pourquoi, depuis un temps immémorial et principalement dans certaines localités, on condamne chaque nouveau-né à absorber ce mélange indigeste et antiphysiologique de sirop de chicorée et d'huile d'amande douce, sans même se préoccuper de la question de savoir, si l'enfant sera allaité par sa mère ou par une nourrice étrangère.

Cette étrange manière de faire ne devrait-elle pas préoccuper tout bon praticien, le vrai médecin physiologiste et l'amener à comprendre que ce mélange pharmaceutique ne saurait en principe convenir à aucun de ces petits êtres; que pour les bienheureux, ils trouveront dans le colostrum maternel ce laxatif, ce doux purgatif dont peut avoir besoin cet estomac (1), vierge de toute fonctionnalité ; et que l'eau légèrement miellée serait, en toute éventualité, bien préférable à cette épouvantable préparation ; surtout chez ceux qui seront destinés à subir l'allaitation étrangère, par une nourrice dont le lait possède des qualités alibiles toujours anticipées, puisque l'âge de ce lait étranger est

---

(1) *Voir* le Code des jeunes mères, édit. de 1860, chap. de l'allaitation.

constamment de 3, 4 ou 6 mois plus avancé qu'il ne devrait être.

Mais tout le mal n'est pas seulement dans l'ingestion de ce breuvage médicamenteux, il faut aussi compter avec la proportion, la fréquence et les qualités ultérieures de l'aliment que les mères et les nourrices vont condamner cet estomac irrité à absorber d'une manière incessante.

Il faut aussi mettre en ligne de compte le mode de confection si vicieux du biberon ; dans lequel, médecins, matrones, nourrices et jeunes mères ne consentiraient pas à mettre du lait de vache pur, à causes de ses propriétés trop nutritives et par conséquent indigestes pour la faiblesse de l'estomac d'un nouveau-né.

Et pour obvier à un tel inconvénient, comment procèdent tous ces cœurs compatissants, toutes ces âmes généreuses et si charitables ?

Eh bien ? elles additionnent cet aliment déjà trop indigeste, d'une décoction d'eau de gruau, de riz ou d'orge, principe végétal, féculent, amilacé, dont les éléments ne sauraient être attaqués par le suc gastrique incomplet, insuffisant des enfants de cet âge.

Et chacun alors se demande la raison qui fait que l'enfant vomit son aliment ; qu'il est subitement affecté de coliques, de tranchées, de diarrhées, de convulsions et qu'il succombe ? Ou bien enfin, que l'estomac chargé de ce mélange indigeste, l'enfant passe des nuits entières en proie à une agitation considérable, doué d'une insomnie qui ne permet à personne de reposer autour de lui ?

La conséquence physiologique d'une telle pratique est cependant textuellement énoncée dans les traités de chimie d'Orfila, et de physiologie de Bérard, spécifiant clairement, qu'un mélange végéto-animal, tenu à une température de 28 à 30 dégrés centigrades, ne tarde pas à se transformer en acide acétique ou en alcool, suivant l'activité fermentescible des appareils qui le contiennent.

C'est donc évidemment ce qui se produit chez les jeunes enfants, où, suivant le degré d'activité physiologique qui les caractérisent, l'aliment subit tantôt la fermentation acide, tantôt la fermentation alcoolique, comme cela doit résulter de cet aliment règlementaire auquel sont condamnés tous les enfants confiés aux crèches, (diarrhés séreuse, verte, porracée dans le premier cas); et l'ébriété, l'acoolisme dans le deuxième cas.

Mais, qui de vous, Messieurs, ne comprend pas que cette transformation physico-chimique de l'aliment ainsi produite, ne conduit l'organisme qu'a une succession d'actes et de fonctions antiphysiologiques et antiphysiogéniques?

Vous, praticiens et familles, vous aurez à compter dans le présent comme dans l'avenir avec ces pratiques routinières! Car personne de vous ne doit l'oublier, l'aliment du nouveau-né, s'il pèche quelquefois par les qualités, il pèche plus souvent encore par ses proportions: circonstance inhérente à la faiblesse des mères, que l'on décore parfois aussi, de tendresse maternelle.

Dans toutes ces conditions, l'activité fonctionnelle de l'estomac se dérange, se pervertit, et l'enfant est condamné à assimiler des produits incomplets, de mauvaise qualité, véritables produits excrémentitiels, qui ne sauraient fournir à l'édiffication d'organes et d'appareils solides et bien constitués.

Aussi, est-ce rigoureusement par ce procédé que se réalisent ces constitutions, ces tempéraments lymphatiques, scrofuleux ; que se développent ces individus rachitiques tuberculeux, etc. etc. — Conditions si poétiquement exprimées par le substantif Scorphule de Σxωρ, Scorie, produit excrémentitiel, et de Φυω Φυειν, naître, engendrer, croître. — Ces individus né s'organisent, en effet, qu'avec ces produits d'une physiogénie incomplète, insuffisante, de mauvaise qualité.

Mais restons dans le cercle des phénomènes qui se rattachent à la question du programme, et démontrons comment se développent ces inflammations gastro-intestinales, ces diarrhées, ces bronchites plus ou moins aiguës, que les mères appellent engouement, engorgement pulmonaire, poitrine grasse, bronchites capilaires, pour lesquelles elles viennent toutes réclamer le bénéfice du sirop d'ipécacuanha, médicament qu'elles administrent trop souvent sans discernement et toujours concurremment ou simultanément avec cette alimentation intempestive, trop abondante, incomplète, de mauvaise assimilation : cause originelle et directe de tous les symptômes précités.

Il est presque surabondant de dire que, dans l'immense majorité des cas, il suffirait de conseiller aux mères et aux nourrices de modifier, de ralentir l'alimentation de l'enfant, plutôt que de le condamner à l'absorption de cet eméto-cathartique qui se répète trop fréquemment, et qui trop fréquemment aussi donne naissance à la répétition des mêmes accidents.

Nous n'avons encore jusqu'ici porté votre attention que sur l'aliment trop fort, indigeste, servant à l'alimentation artificielle par le biberon.

Mais abordons actuellemnt la question de l'alimentation plus naturelle par la mère ou la nourrice mercenaire à la campagne ou sur lieu. Rappelons ici, en peu de mots, comment y procèdent ces pauvres femmes en l'absence des connaissances hygiéniques et physiologiques que nous voudrions leur inculquer, pour éviter tous les accidents dont cette ignorance est la source bien constatée.

En dépit de cette purgation intempestive, ne voit-on pas tous les jours les pauvres jeunes mères et les nourrices les mieux intentionnées succomber à cet exemple pernicieux de donner à chaque instant le sein à l'enfant, sous le vain prétexte que les cris qu'il jette doivent être nécessairement déterminés par le besoin d'aliment ?

Singulière contradiction qui pousse les êtres les plus intelligents à se plus mal conduire que le dernier des animaux !

En effet, ces derniers savent présenter leurs mamelles à leurs petits, dans une certaine mesure et à des intervalles réguliers, qui leur sont en quelque sorte indiqués par les phénomènes naturels de la montée du lait. — Et ceux-ci se gardent bien de jamais donner le sein pendant la nuit, tandis que l'on peut compter le nombre des jeunes mères ou des nourrices, qui sauront régler l'alimentation diurne de leurs enfants. Toutes, ou presque toutes, se laissent entraîne, à mettre leur enfant au sein au moment où elles se mettent au lit, et le lui laissent mulotter toute la nuit, s'abritant complaisamment derrière ce bien naïf dicton populaire : que l'enfant ne tette jamais plus qu'il ne faut, et qu'au demeurant, si l'estomac est trop chargé, il vomit avec aisance et facilité.

En bonne conscience, est-il permis de penser qu'il existe, au XIXe siècle, des physiologistes, de sérieux et consciencieux praticiens qui ferment les yeux sur d'aussi paradoxales propositions ?

Et cependant, nous devons l'avouer, il n'en est pas un seul qui ignore que la secrétion du lait chez l'animal, comme chez la femme, se trouve subordonnée à certaines conditions de réparations ; à des périodes de fonctionnalité physiogénique que l'on ne saurait impunément oublier.

Les travaux de M. le Dr Donné ne vous ont-ils donc pas suffisamment démontré le genre et l'espèce d'altération que subissent les globules lactés, toutes les fois que la mère s'alimente mal ou irrégulièrement ; toutes les fois qu'elle dépense, et avant le temps voulu, ce produit de secrétion recrementitielle ?

Nous permettrez-vous d'ajouter, pour compléter ce tableau, l'influence antiphysiologique que ce produit incomplet, mal élaboré, de mauvaise qualité, peut et doit nécessairement exercer : 1° sur les glandes salivaires du nouveau-né ; 2° sur les qualités physico-chimiques de ses sécrétions naissantes ; 3° l'influence qu'elles doivent exercer sur cet estomac si frèle, si délicat, et pour l'instant privé des organes actifs, concocteurs, qu'il possédera, qu'il devra posséder plus tard ?

C'est dans ce double concours de circonstances hygiéniques et physiogéniques, qu'il faut observer les transformations digestives que vont présenter les aliments du nouveau-né.

Or, puisés à une source débile, fatiguée, dénaturés dans leur essence, ils ne produiront que des réactions incomplètes, insuffisantes sur les appareils appelés à les préparer à la digestion stomacale. Ce premier travail manqué, dérangé, la chylification en subira nécessairement le contre-coup ; les sécrétions physiogéniques de l'estomac perverties, dénaturées, donneront infailliblement naissance à un produit physiogénique d'une nature toute particulière, dont les réactions ultérieures sur chacun des autres appareils d'absorption et d'excrétion s'exercera, non plus dans le sens physiologique, mais bien au contraire dans un sens pathogénique ; il ne nous restera plus qu'à étudier ses conséquences sur cet organisme en développement, en voie d'édification. C'est par ce procédé que vous voyez les fonctions intestinales se déranger, se surexciter, s'enflammer ; les sécrétions de ce conduit s'altérer, s'acidifier (1), produire des irritations sympathiques et de contiguïté sur le foie, les ganglions lymphatiques abdominaux et autres.

---

(1) Comme le prouvent les observations de M. NATALIS GUILLOT.

Les derniers éléments de ces digestions antiphysiologiques déversés dans le système circulatoire, ne peuvent manquer de venir épuiser leur styplicité, leur action délétère sur la muqueuse pulmonaire, et provoquer sur cette membrane, une irritation spécifique, en vertu de laquelle la secrétion broncho-pulmonaire s'accroît de manière à engorger les ramifications bronchiques, pendant que d'autre part, faisant obstacle au phénomène de l'hématose, les produits de la combustion pulmonaire arrêtés, dénaturés ; disons plus, viciés, vont aller ultérieurement porter par toute l'économie vivante, non pas un principe d'activité physiologique, mais bien au contraire, une surexcitation morbide, pathogénique, de la durée de laquelle procèderont le genre et la gravité des altérations, que nous, médecins, nous serons appelés à constater, et pas toujours assez heureux pour les combattre victorieusement, ce qui donne raison à la diète respiratoire si courageusement défendue par notre confrère SALÈS-GIRON.

Ce serait abuser de votre bienveillante attention, Messieurs, que de prolonger cet examen des altérations de l'organisme sous l'empire des procédés d'éducation physique de l'enfance, telle qu'elle se pratique depuis des siècles ; il nous faudrait, en quelque sorte, revenir sur chaque chapitre de la Puériculture pour faire la lumière autour de vous.

Aussi, pour couper court et répondre exclusivement à la question qui nous a été posée : *De la mortalité des enfants dans les villes de fabriques*, nous nous résumerons en disant et en affirmant, qu'à part la circonstance aléatoire que l'on a voulu invoquer en faveur des classes laborieuses :

La cause de cette mortalité dépend du mode d'alimentation mise journellement en pratique par toutes les mères, à quelque condition sociale qu'elles appartiennent, alimentation dont les proportions, les qualités, n'ont jamais été physiologiquement réglées ;

Que la nature des altérations qui en sont la conséquence, vient en quelque sorte confirmer la raison, le mode de production : Telles sont les affections gastro-intestinales, pulmonaires ; les engorgements ganglionnaires, cervicaux, axillaires, les altérations osseuses et cutanées de la face et des parties supérieures du tronc ; par des éléments d'assimilation digestive de mauvais aloi, incomplètement élaborés, destinés à l'édification complémentaire des parties de l'organisme, que la nature, avait à si juste titre, réservées après la naissance.

A présent que nous avons succinctement développé les arguments qui peuvent faire suivre jour par jour les altérations auxquelles conduit la pratique empirique et populaire de chaque pays et de chaque classe de la société, il ne nous reste plus qu'à poser en principe les règles d'éducation physiologique, que toutes les mères et les nourrices devraient posséder, pour arriver à bonne fin dans l'œuvre de la maternité qui leur est dévolue.

Ces lois physiologiques consistent dans l'étude approfondie des connaissances spéciales que nous avons résumées dans le *Traité de Puériculture*, actuellement en voie de publication, et antérieurement dans le Code des jeunes mères.

Mais, pour répondre aujourd'hui aux conclusions que réclame la position de la question, c'est-à-dire de remédier à la mortalité si fréquente de l'enfance pendant les premières années de la vie, nous n'hésitons pas à poser en règle générale et absolue :

Que toute mère peut et doit nourrir elle-même ses enfants, et que ce que l'on considère comme des impossibilités, des incapacités plus ou moins légitimes, dépend beaucoup plus du caprice des mères et de l'indifférence des praticiens, que d'une sérieuse et physiologique impuissance. Pour le prouver, il nous suffira de répéter que la mère doit toujours se préoccuper, pendant les derniers mois de la grossesse, de la préparation des seins, quand, bien entendu, elle se propose d'élever elle-même ses enfants ;

Qu'ensuite elle ne doit donner à tetter à l'enfant, que de quatre en quatre heures, et que dans l'espèce, elle doit s'attacher à régler l'allaitement de la manière suivante : *Huit heures du matin, midi, quatre heures de l'après midi et huit heures du soir.*

Que d'ailleurs, en aucun cas, une mère, une nourrice ne doit présenter le sein à l'enfant pendant la nuit ;

Que le temps qu'elle doit consacrer à cette opération ne doit jamais, en moyenne, excéder dix à quinze minutes.

Or, quelle est la jeune mère, la femme du monde ou

la plus laborieuse ouvrière qui ne puisse, chaque jour et sans un grand préjudice, dépenser quatre quarts d'heure pour satisfaire aux lois physiogéniques de la maternité?

Quelle est la plus accomplie des mères qui ne perd pas ce temps-là, soit en frivolités, soit en occupations inutiles?

Pour la femme du monde, qui est entourée de serviteurs, de bonnes d'enfant, ne pourra-t-elle, à ces heures spéciales, se faire apporter son enfant?

L'ouvrière, m'objecterez-vous, n'est pas maîtresse de disposer ainsi de ses loisirs. Mais, à bien prendre, ne sont-ce pas là précisément les heures auxquelles elle-même va communément satisfaire aux exigences de la vie? Qui peut donc l'empêcher de confier, pendant son travail, son enfant à la crèche ou à une gardeuse, et se mettre en devoir de donner à son enfant le sein que la nature a disposé pour lui?

Nous nous attendons bien certainement aux objections sans nombre qu'un tel absolutisme va faire surgir; mais à cela nous répondrons : *Expérimentez, Experto crede Roberto*. Et que chaque confrère se désabuse sur toutes ces prétendues difficultés qui ne dépendent assurément que de la fausseté des moyens employés; qu'ils apprennent, une fois pour toutes, que l'enfant réglé comme nous le proposons doit échapper à toutes les éventualités que lui crée la faiblesse aveugle des mères et des nourrices; et qu'en vérité rien n'est facile et réalisable, comme l'éducation en famille de ce petit être, qui est tout à la fois la joie et l'espoir de chaque ménage, le régulateur de la vie conjugale.

Pour les convaincre, il suffira de rappeler à nos collègues comment naissent et se succèdent les phénomènes pathogéniques initiaux de la majeure partie des enfants abandonnés aux excentricités des mères et des nourrices, et que l'on s'efforce de justifier par tous les dictons populaires inventés à cet effet.

En résumé, la mortalité des enfants étudiée, soit chez les classes laborieuses, soit dans les familles riches, dans les villes comme dans les campagnes, est constamment subordonnée au mode d'éducation physique que subissent ces frêles organisations. Les affections morbides qui en résultent, sont toutes engendrées par l'alimentation intempestive, trop abondante ou de mauvaise qualité, à laquelle on prétend condamner les nouveaux-nés.

Par conséquent, on ne peut remédier plus radicalement à un aussi déplorable état de choses, qu'en réglant physiologiquement l'alimentation de l'enfant, à partir du jour même de la naissance, dans les conditions suivantes :

De ne présenter le sein à l'enfant que de jour et seulement de quatre heures en quatre heures ; savoir : *huit heures du matin, midi, quatre heures et huit heures du soir*. Rien ne doit autoriser une mère ou une nourrice à se départir de cette règle sans l'avis préalable d'un médecin.

Cette alimentation règlementaire devra persister jusqu'à l'apparition des premières dents.

Et ce n'est, en réalité, que lorsque l'enfant sera pourvu de ses quatre à six premières dents, qu'il pourra être permis d'additionner sa première alimentation, de quelques substances complémentaires, telles que : lait de vache ou d'autre animal, d'un ou deux petits potages par jour, jusqu'à la sortie des huit premières dents.

Ce n'est que plus tard, enfin, qu'il pourra être accordé au nouveau-né des aliments plus forts, tels que : Bouillons, végétaux féculents, farineux, boissons légèrement vineuses; époque à laquelle il sera permis de procéder au sevrage de l'enfant; mais toutefois en tenant compte de son développement physiologique et toujours aussi sur l'avis préalable et motivé du médecin.

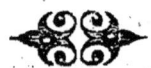

www.ingramcontent.com/pod-product-compliance
Lightning Source LLC
Chambersburg PA
CBHW070501080426
42451CB00025B/2998